COMPTE RENDU

D'UNE

MISSION MÉDICALE

AU GUADARRAMA

(ESPAGNE)

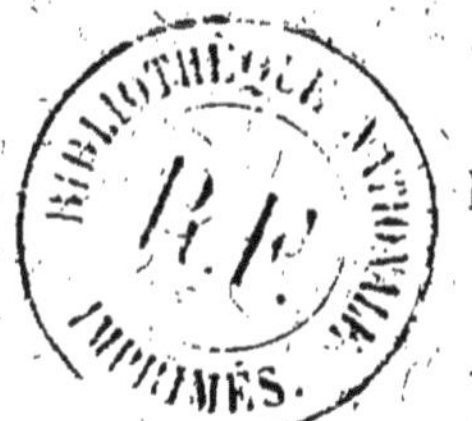

EN 1862 ET 1863

PAR

LE Dr VALERY MEUNIER

PARIS
G. MASSON, ÉDITEUR
LIBRAIRE DE L'ACADÉMIE DE MÉDECINE
120, BOULEVARD SAINT-GERMAIN

COMPTE RENDU

D'UNE

MISSION MÉDICALE

AU GUADARRAMA

(ESPAGNE)

COMPTE RENDU

D'UNE

MISSION MÉDICALE

AU GUADARRAMA

(ESPAGNE)

EN 1862 ET 1863

PAR

LE DR VALERY MEUNIER

PARIS

G. MASSON, ÉDITEUR

LIBRAIRE DE L'ACADÉMIE DE MÉDECINE

120, BOULEVARD SAINT-GERMAIN

COMPTE RENDU

D'UNE

MISSION MÉDICALE

AU GUADARRAMA (ESPAGNE)

....Nil sine maguo
Vita labore dedit mortalibus......
HOR., *Sat.* I-9.

La sierra de Guadarrama appartient à la grande chaîne de l'intérieur de l'Espagne qui sépare le Duero du Tage, la Vieille-Castille de la Nouvelle. Dirigée du nord-est au sud-ouest, elle limite du côté du nord un grand plateau, le plus élevé de l'Europe, aride, nu, monotone, au milieu duquel s'assied sur quelques hauteurs inégales et sablonneuses la ville de Madrid. Large de 30 à 40 kilomètres environ, atteignant la hauteur de 2700 mètres dans les points culminants, et de 1400 au niveau du col le plus bas, cette sierra est d'un passage difficile et même dangereux à certaines époques de l'année. La route de Madrid à Valladolid est la seule voie de communication importante qui la coupe actuellement; mais le chemin de fer du nord de l'Espagne la traversera bientôt, grâce à une série de travaux d'une grandeur et d'une hardiesse peu communes, qui se succèdent sans interruption depuis l'Escurial jusqu'à Avila.

C'est dans les chantiers de construction de cette portion de la ligne que se sont produites les circonstances qui font l'objet de ce mémoire. Dès l'année 1859, alors que la Compagnie n'avait encore qu'un petit nombre d'ouvriers, l'état sanitaire avait laissé à désirer pendant les mois d'août et de septembre; tous les ans, depuis lors, à la même époque, le nombre des malades augmentait dans une proportion assez considérable pour paralyser la marche des travaux; en 1860, plusieurs chantiers furent désertés pendant un mois environ; en 1861, ce fut pis encore : le nombre des ouvriers étant de 5 à 6000 depuis Madrid jusqu'à Avila, l'épidémie prit un développement effrayant; en moins de six semaines, il mourut 200 hommes sur le versant de l'Escurial, et on n'empêcha de plus grands malheurs qu'en faisant passer sur l'autre versant tous ceux que la maladie ou la panique n'avait pas éloignés.

Le Conseil d'Administration s'émut de ces événements, aussi douloureux que préjudiciables aux intérêts de la Compagnie; désireux de prévenir de nouveaux désastres, il décida qu'un médecin serait envoyé au Guadarrama pour étudier les conditions sanitaires dans lesquelles se trouvaient les chantiers, rechercher les causes de l'épidémie meurtrière qui les avait frappés, et organiser des mesures propres à en prévenir le retour.

Cette mission me fut offerte au mois de janvier 1862, avec invitation de partir dans un bref délai, pour avoir devant moi tout le temps nécessaire à l'organisation des mesures préventives. Quant aux instructions verbales qui m'étaient données, elles étaient conçues dans des termes fort généraux :

« La Compagnie veut achever les travaux du Guadarrama au printemps de 1863 ; elle va dans ce but augmenter, doubler peut-être le nombre des ouvriers ; elle ne reculera devant aucun sacrifice pour qu'on puisse travailler sans relâche, et qu'on n'ait plus à déplorer les désastres et les chômages des années précédentes. »

Je partis sans rien promettre, plein d'appréhensions et de défiances, mais soutenu par la bienveillance de quelques personnes très autorisées, qui m'affirmèrent que je serais secondé par tout le personnel, qu'on m'enverrait du renfort si je le jugeais nécessaire, et que le Conseil ne m'abandonnerait pas en cas de difficultés tenant à la nature de ma mission.

Les faits dont j'ai à rendre compte sont trop multipliés pour que je les complique d'incidents personnels. Mis aux prises avec des difficultés considérables dans un pays où tout était nouveau pour moi, langage, mœurs, coutumes, habitudes médicales, et où ma position exceptionnelle devait grossir mes fautes, je me suis trouvé parfois dans des situations pénibles ou au moins embarrassantes dont le récit plus ou moins intéressant ne profiterait à personne. Il n'en sera donc pas question et je ne m'occuperai ici que de l'objet principal de ma mission, en l'exposant de la manière suivante :

1° *Étude des conditions sanitaires des chantiers du Guadarrama. Mesures prescrites pour les améliorer.*

2° *Relation sommaire des faits hygiéniques et médicaux e l'année 1862.*

PREMIÈRE PARTIE

ÉTUDE DES CONDITIONS SANITAIRES DES CHANTIERS DU GUADARRAMA MESURES PRESCRITES POUR LES AMÉLIORER

Avant de quitter Paris, j'avais cherché à savoir quelles étaient les maladies régnantes des chantiers de la Compagnie, et surtout à quel genre d'épidémie étaient dus les derniers événements de 1861. Mais l'absence presque complète de documents médicaux et la discordance des renseignements fournis par lettres me laissaient dans une assez grande incertitude. On parlait de *la fièvre, des fièvres*, mais en ajoutant que ce n'était pas le seul fléau, ni même le plus redoutable. Ce fut donc la première chose dont j'eus à m'enquérir en arrivant à Madrid. Malheureusement je ne trouvai là aucun rapport, aucune note spéciale; quelques pièces de comptabilité du service médical me furent communiquées, mais elles ne pouvaient éclairer la question. J'interrogeai alors le personnel des médecins et des employés; les uns et les autres me fournirent des renseignements précieux sur divers points intéressant l'hygiène et la santé des ouvriers, mais sans me mettre à même d'apprécier d'une manière positive le véritable caractère des influences épidémiques. Cependant il résultait de tous les témoignages : 1° que les fièvres intermittentes étaient les maladies dominantes depuis le mois de juillet jusqu'au mois d'octobre; 2° qu'il s'y mêlait des affections plus redoutables, auxquelles les malades succombaient en quelques heures, parfois même subitement. Sur ce second point, les explications variaient considérablement : les uns parlaient d'insolations, d'apoplexies, de fièvres cérébrales; les autres d'empoisonnements par les eaux, etc. Y avait-il réellement une aussi grande diversité dans les causes du mal? Ne méconnaîtrait-on pas plutôt certains accidents pernicieux? Je m'en tins provisoirement à cette dernière explication pour les raisons suivantes :

Les fièvres intermittentes de 1861, qui avaient commencé à se montrer au printemps chez un petit nombre d'ouvriers seulement, et avec un véritable caractère de bénignité, s'étaient peu à peu développées dans les mois suivants comme fréquence et comme gravité; en juillet, elles revêtaient déjà quelques caractères pernicieux, et ce fut avec leur aggravation la plus grande que coïncida l'apparition de ces cas foudroyants dont il a été parlé plus haut.

D'autre part, je m'aperçus bientôt que les médecins locaux se faisaient de la fièvre pernicieuse une idée toute particulière, et qu'ils ne donnaient cette qualification qu'aux fièvres à type intermittent qui présentaient un ou plusieurs symptômes d'une intensité exagérée. Dès lors, je soupçonnai tous ces cas de gastro-céphalite, d'apoplexie, de dysenterie, etc., rapidement terminés d'une manière funeste, de n'avoir été que des formes variées d'accidents paludéens.

Enfin, ce qui me confirmait dans cette opinion, c'est que sans rencontrer dans le Guadarrama beaucoup de marais vrais, *types* pour ainsi dire, j'y trouvais souvent des conditions accidentelles ou permanentes qui devaient donner naissance aux mêmes effluves que les marais dont je viens de parler.

A défaut de renseignements précis sur la constitution médicale de l'année 1861, j'aurais voulu posséder au moins une statistique du nombre des malades, qui m'eût permis d'apprécier exactement dans quelle proportion notre population avait été frappée. Cela ne fut pas possible; à part quelques documents insuffisants, sans base uniforme, recueillis par les médecins de deux ou trois circonscriptions, je dus me contenter de souvenirs plus ou moins fidèles. Il y avait seulement un fait bien positif, c'est que le désastre avait été grand, puisque les chantiers les plus importants avaient été abandonnés sur le versant de l'Escurial (Pajarès, Parra, Molinos), et l'Ingénieur en chef, en signalant dans son rapport de septembre une mortalité de deux cents hommes en six semaines, avait annoncé la nécessité où il s'était trouvé de faire passer sur l'autre versant tout ce qui restait d'hommes valides.

Des chiffres exacts ne pouvaient guère être plus éloquents que de pareils résultats; je me mis donc à chercher la cause d'événements aussi déplorables, et je m'efforçai de ne négliger aucune des données étiologiques qui seraient de nature à fournir l'indication des mesures préventives.

DONNÉES ÉTIOLOGIQUES

TOPOGRAPHIE MÉDICALE

Sol. — Le parcours du chemin de fer depuis Madrid jusqu'à Avila se compose de deux sections : l'une ayant 50 kilomètres, exploitée depuis dix-huit mois, va de Madrid à l'Escurial ; l'autre, comprenant la traversée de la sierra, encore inachevée, a un développement de 70 kilomètres, depuis l'Escurial jusqu'à Avila, où elle rejoint la grande ligne qui va aux Pyrénées.

La contrée traversée par la première section de la ligne est bien connue des voyageurs en Espagne ; tous ceux qui ont visité le monastère de Philippe II ont signalé et maudit l'ennui éternel de cette « plaine nue, sans histoire, sans eau, sans vie, sans ruines » qui se déroule aux pieds du monument. « On ne peut rien imaginer de plus aride et de plus désolé ; pas un arbre, pas une maison ; de grandes pentes qui s'enveloppent les unes dans les autres, des ravins desséchés que la présence de plusieurs ponts désigne comme des lits de torrents, et çà et là une échappée de montagnes osseuses, couleur de cendre, coiffées de neiges ou de nuages. »

Pendant les 20 premiers kilomètres, le chemin ne traverse que des dépôts diluviens, composés de sables mêlés parfois d'un peu d'argile et de quelques cailloux. A mesure qu'on s'éloigne de Madrid, le volume de ces cailloux augmente ; bientôt ce sont des grosses pierres, puis des blocs énormes qui, enterrés dans le sable, attestent d'immenses transports opérés par les eaux. Un peu plus loin, à moitié chemin de l'Escurial, on atteint de véritables bancs de granit, tantôt complètement dénudés, tantôt recouverts d'une petite couche de sable ou de schistes désagrégés, et dès lors la constitution du sol ne change plus jusqu'à la sortie de la sierra.

On serait tenté de croire que des terrains ayant cette nature géologique, composés essentiellement de roches dures, imperméables, ne pourraient donner lieu à des évaporations ou à des exhalaisons considérables ; mais c'est précisément le contraire, et il n'y en a peut-être pas où tous ces phénomènes se produisent avec plus d'intensité. D'abord la plus grande partie de ces masses granitiques n'est pas homogène ; des feldspaths décomposés, des schistes micacés et argileux, alternent souvent avec les noyaux les plus durs ; puis, leur surface tourmentée et anfractueuse est ordinairement recouverte d'une couche terreuse, d'épaisseur variable, provenant de la décomposition du granit lui-même ou des schistes altérés et friables. Il en résulte que les eaux qui tombent pendant la saison des pluies sont absorbées en grande quantité ; rencontrant une couche dure et imperméable, elles sont retenues, stagnent dans ses anfractuosités et constituent pour la saison des chaleurs une réserve presque inépuisable d'évaporations.

Une circonstance curieuse, et qui affirme ce qui précède, c'est le petit nombre et le peu d'importance des cours d'eau dans le Guadarrama. Il y a là de grandes montagnes assez élevées pour conserver leurs neiges jusqu'au mois de juillet, des croupes gigantesques, d'une superficie énorme, et c'est à peine si chaque vallée a son ruisseau; il semble que l'eau des pluies reste où elle tombe, tant la surface de ces monts est chagrinée, inégale, en même temps qu'absorbante. Dans les Pyrénées, dans les Alpes, chaque pli de terrain a son cours d'eau, ruisseau, torrent ou rivière, charriant non seulement l'eau des sommets, mais recueillant tout le long de son parcours celle des sources et des nappes formées par les filtrations. Dans notre sierra, rien de pareil; aussi la réunion de tous les affluents du versant sud ne forme-t-elle que trois rivières assez insignifiantes, dont la plus importante est le Manzanarès. J'insiste sur ce point parce qu'il permet de comprendre comment ces terrains, bien que granitiques, sont absorbants et imbibés en quelque sorte dans une grande partie de leur surface; l'eau qui y séjourne ou qui les traverse dissout et décompose une partie des matières végétales et minérales qui s'y trouvent; il n'y a donc rien d'étonnant à ce que, sous l'influence d'une grande chaleur ou d'un air très sec, il se produise une évaporation abondante et soutenue, analogue à celle des terrains marécageux.

Je viens de parler des conditions du sol les plus communes dans la montagne, mais il y a certaines localités où elles sont pires encore. Depuis Portachuelo jusqu'au Conejero, un certain nombre de ruisseaux sont traversés par la voie, et plusieurs ont des berges basses, chargées de matières organiques, restant sous l'eau pendant une partie de l'hiver, puis découvertes pendant tout le reste de l'année : ce sont là les points les plus insalubres de la ligne, et le souvenir des morts subites et des cas de fièvre grave survenus au pont de la Parra et au viaduc du Molinos en 1861 était resté un sujet d'inquiétude et d'appréhension pour la saison nouvelle. Quant à la plaine de l'Escurial, son insalubrité tient à des conditions qui ne sont guère différentes; elle n'offre dans la partie traversée par la ligne que des surfaces à peine inclinées, pauvres en végétation, désolées, semées pendant une partie de l'année de petites lagunes croupissantes que les chaleurs font disparaître, mais qui n'en sont pas moins de vraies cheminées d'évaporation pour les couches sous-jacentes, qui reposent sur le granit.

Exposition. — Un fait curieux qui avait étonné tout le monde lors des épidémies de 1860 et de 1861, c'est qu'elles ne s'étaient produites, à quelques exceptions près, que sur le versant de l'Escurial; il n'y a eu que peu de fièvres ou plutôt elles n'ont pas eu de gravité sur celui d'Avila; cependant, la constitution du terrain est la même, les travaux sont de même nature, la plupart des conditions sont identiques; aussi cette anomalie apparente avait-elle donné lieu à bien des théories et des explications. Elle me parut tenir uniquement à la direction de la chaîne dont tout le versant nord a été privilégié, comme le sont presque toujours dans les pays fiévreux les localités qui ont cette exposition; la dispersion des effluves y est plus facile et les conditions de production beaucoup moins énergiques; *saluberrimus aquilo*, disaient les anciens, et cet exemple leur donne encore raison. L'explication devient tout à fait vraisemblable quand on remarque sur le versant même de l'Escurial quelques vallées dont la direction et l'ouverture donnent facilement accès sur celui du nord et qui ont joui de la même immunité que lui. Le Molinos, au contraire, est traversé par la voie dans un point où les deux rampes de la vallée sont disposées de façon à intercepter toute influence de cette nature, en sorte que, pendant les chaleurs, tout se réunit pour faire de ce vaste entonnoir, dont le fond est gorgé d'humidité, engraissé de débris organiques, un véritable foyer empoisonné.

Altitude. — On admet généralement que la grande altitude d'un lieu est une garantie de salubrité; j'ai vu moi-même en Toscane et dans les environs de Rome des régions très fiévreuses, où il suffit de s'élever de deux ou trois cents mètres pour être à l'abri de l'influence paludéenne. Cependant, au Guadarrama, la voie qui de l'Escurial au faîte monte de près de 700 mètres a des parties insalubres jusque sur les plateaux les plus élevés. Mais cette contradiction n'est qu'apparente; il ne peut y avoir immunité que si la localité dont il s'agit n'est pas elle-même le siège d'émanations fâcheuses; or, on a vu que toute la chaîne est dans les mêmes conditions à cet égard, et qu'il n'y a sécurité que là où certaines influences empêchent la stagnation des effluves et troublent leur condensation[1].

1. A l'exception des fièvres intermittentes simples, observées au Saint-

Latitude. — Quant à la latitude, quelque complexe que soient les éléments qui déterminent son influence, je dois la mentionner : la Sierra est comprise entre les 40e et 41e degrés, c'est-à-dire qu'elle est au même niveau que Naples ; mais comme elle est précisément située au centre de la Péninsule, loin de toutes les influences maritimes qui pourraient en tempérer les conditions météorologiques, on y éprouve toutes les variations et tous les excès de température, de courants atmosphériques, d'états hygrométrique et électrique.

Température. — Cet élément de la question étiologique était un de ceux que je désirais connaître le mieux ; malheureusement je ne trouvai aucune série d'observations antérieures à mon arrivée. La météorologie du Guadarrama est tout entière à faire ; on sait que l'hiver y est très rigoureux, que les chaleurs de l'été sont excessives sur le versant de l'Escurial, mais les écarts brusques de température, si fréquents dans la Sierra, et les variations de passage du jour à la nuit n'ont jamais été notés ni observés d'une manière régulière. Je cherchai à intéresser quelques personnes à recueillir ces indications, mais je n'obtins d'observations continues et minutieuses que de l'une d'elles, habitant la station de Villalba, à 38 kilomètres nord-ouest de Madrid, dans la plaine de l'Escurial. Ses tableaux et les miens, bien que sans va-

Gothard par Joseph Frank, je crois qu'on n'a guère rencontré en Europe de manifestations paludéennes intenses à une aussi grande hauteur. Madrid est situé à environ 650 mètres au-dessus du niveau de la mer, et le chemin de fer ne cesse de s'élever depuis cette ville jusqu'au kilomètre 98, où il atteint 1440 mètres (plateau de la Cañada, dont le faîte est traversé en tunnel.)

leur au point de vue des températures de la sierra, m'ont fourni quelques renseignements intéressants. En voici le résumé :

1° Pendant l'été, il y a peu de différence entre les températures des divers points de la plaine que traverse la ligne; la température moyenne du mois de juillet, le plus chaud de l'année dans cette région, a été de 23°,1 à 7 heures du matin, et de 37°, 1 à 3 heures du soir (à Villalba), 22°,3 à 7 heures du matin et 38°, à 3 heures du soir (à Madrid); dans les deux cas, thermomètre à l'ombre, exposé au nord-ouest[1].

2° Le tableau des moyennes à Madrid donne les résultats suivants :

	T. M. à 7 h. mat.	T. M. à 3. h. soir.
Juillet	22°,3	38°
Août (1re quinz.) . . .	20°	38°
Août (2e quinz.). . . .	19°	36°,5
Septembre (1re quinz.).	16°	34°

3° Dès que le soleil disparaît à l'horizon, l'abaissement de température est considérable, le crépuscule est très court, et en moins d'une heure le thermomètre descend à 25°,22, et même 20° (juillet, Madrid); puis, continuant à baisser, il arrive pendant la nuit à 15°, 14°, et même 12° (septembre), ce qui fait 24° et 26° d'oscillation nycthémérale. Ce qu'il importe de savoir, c'est que la température de jour ne changeant pas notablement, celle

1. Le jour le plus chaud du mois, à Villalba, a été le 21 juillet : 26° à 7 h. mat.; 41° à 3 h. soir; et le jour le moins chaud a été le 5 juillet : 20°,5 à 7 h. mat.; 34° à 3 h. soir. Oscillation, dans le premier cas, 15°; dans le second, 13°,5.

du matin s'abaisse de plus en plus à partir du mois d'août par le fait du refroidissement des nuits. Si le tableau qui précède n'indique pas ce dernier résultat, c'est que les températures du matin sont prises à 7 heures, moment où le réchauffement de l'atmosphère a déjà commencé.

4° A mesure que l'on s'élève dans la montagne, la température s'abaisse légèrement, sans que j'aie pu savoir par moi-même à quelle hauteur moyenne correspondait un abaissement d'un degré; mais l'influence de l'altitude est souvent contre-balancée par des circonstances d'orientation et d'encaissement de vallées qui font que le thermomètre s'élève plus que dans la plaine même de l'Escurial. Ainsi, j'ai trouvé parfois dans la vallée du Molinos et dans celle de la Parra une chaleur suffocante beaucoup plus difficile à supporter que celle de Madrid.

Voilà des résultats qui, dans un pays où il n'y a pas de *marais types*, semblent confirmer les idées de MM. Faure, Armand et de tous ceux qui ne croient pas aux miasmes; aussi leur théorie était-elle généralement répandue sur le théâtre de l'épidémie, même parmi les hommes les plus éclairés; et comme la plupart des accidents débutaient soit le matin, soit vers le milieu du jour, on ne manquait pas de les attribuer à la chaleur excessive. De là, tout un système dangereux d'imprévoyance nocturne, qui coûta cher à bien des gens.

Il n'y avait cependant que trop de preuves de l'insuffisance de cette explication; sans chercher en dehors du chemin de fer, nous avions des faits très instructifs. J'ai dit que de Madrid à l'Escurial, il y avait une section exploitée de 50 kilomètres ; elle a son personnel d'agents, d'hommes de peine employés aux stations, et d'ouvriers occupés à l'entretien de la voie; or, sur la première moitié de la section, il n'y eut que peu ou point de malades (Pozuelo, Las Rozas et points intermédiaires); dans la seconde, au contraire, depuis Torrelodones jusqu'à l'Escurial, la fièvre a frappé tout le personnel, à quelques exceptions près, au point de mettre en souffrance certains services accessoires, faute d'hommes valides pour les assurer d'une manière satisfaisante. Quelles sont les circonstances qui justifient une pareille inégalité au point de vue sanitaire? Toutes les conditions tenant au personnel et au service sont analogues ; les phénomènes météorologiques le sont aussi : même exposition, même température (on l'a vu par les chiffres donnés plus haut : Villalba et Madrid); ce qui diffère, c'est la constitution du sol, diluvien et sablonneux jusqu'à Torrelodones, mais qui, à partir de là, devient granitique et schisteux ; la ligne de démarcation a été aussi nette au point de vue sanitaire, qu'elle l'est au point de vue géologique[1]. Il n'est pas possible d'imaginer une disposition expérimen-

1. On n'a pu me donner que fort peu de renseignements sur la salubrité antérieure de la contrée traversée par la ligne. Les deux communes que l'on rencontre avant les granits en allant à l'Escurial, celles de la montagne et les quelques *ventas* disséminées n'avaient jamais été considérées comme insalubres. L'Escurial d'en bas, seul, avait quelques fiévreux tous les ans à l'automne; mais le médecin du pays m'a bien souvent déclaré qu'avant les travaux du chemin de fer, on n'avait jamais observé dans ce pays les affections de caractère grave et insidieux qui y sévissent aujourd'hui. — Cette année, presque toute la population de ce malheureux village, situé à 100 mètres environ de la ligne, a été atteinte par la fièvre.

tale plus probante que celle-là. Je suis loin de croire que la température, l'humidité, l'état électrique ne jouent aucun rôle dans la production de l'épidémie, mais ils ne sont pas tout, non plus que dans la germination, qui ne peut avoir lieu sans air, sans eau, sans chaleur.

Les auteurs qui se sont occupés du paludisme citent un passage de J. Frank, qui repousse la théorie du miasme, parce qu'il aurait observé à Wilna des fièvres intermittentes, par un froid de 20° au-dessous de zéro. « Les marais, dit-il, étant pris comme une masse pierreuse, ne pouvaient rien exhaler. » Il n'y a là qu'une incompatibilité apparente avec la théorie. J'ai vu aussi dans la montagne, depuis la saison rigoureuse, plusieurs cas de fièvres d'accès ; mais tantôt il s'agissait de récidives, tantôt de premières attaques chez des hommes qui n'avaient pas quitté les chantiers depuis quelques mois ; or, on sait que la manifestation ne succède pas toujours immédiatement à l'absorption. Les auteurs du *Compendium* n'admettent pas comme démontrée une incubation de plus d'un mois : mais récemment, dans sa clinique, M. Trousseau a cité des faits où cette période avait été prolongée jusqu'au sixième mois. Il n'est donc pas impossible que, chez les malades dont il s'agit, les manifestations morbides n'aient sommeillé, jusqu'à ce que le froid, agissant comme cause occasionnelle, soit venu les déterminer.

Je regrette de ne pouvoir donner des renseignements sur la direction des courants atmosphériques, sur les pluies et les orages ; je dirai seulement qu'après trois mois complets de sécheresse, il y eut dans les derniers

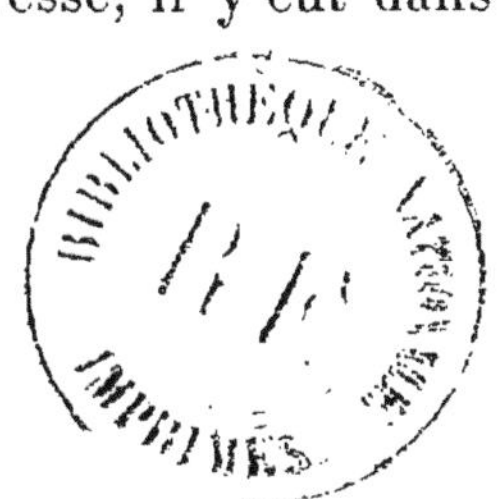

jours d'août de petites pluies qui ne durèrent que quelques heures, puis un orage assez violent le 31 de ce mois. La température de la journée restant toujours très élevée, ces pluies doublèrent les forces du génie épidémique, et le nombre de nos malades, qui avait été croissant d'une façon assez régulière depuis la fin de juillet, prit tout à coup un développement énorme. Cette aggravation dura environ pendant quinze jours, après lesquels l'abaissement de la température aidant, l'état sanitaire redevint moins alarmant.

Ce que nous avons dit de la constitution du sol que parcourt la ligne des travaux a dû éloigner toute idée de végétation ; cependant, toutes ces masses granitiques ne sont pas nues et décharnées ; souvent recouvertes d'une couche terreuse d'épaisseur variable, elles supportent une flore spéciale, que les botanistes espagnols ont étudiée avec soin, mais dont je ne dirai que quelques mots. Le docteur Isern, savant zélé et modeste auquel j'ai demandé des renseignements sur ce point, m'a dit que dans la plaine de l'Escurial se trouvaient un certain nombre de cypéracées et de graminées analogues à celles des lieux marécageux, et quelques renonculacées des sols humides ; à mesure que l'on s'éloigne de l'Escurial, des genêts, quelques crucifères, quelques ombellifères, etc., mais en très petit nombre, comme espèces et comme individus ; puis, la roche redevient nue et le sol sablonneux. De la ligne on voit cependant, après Portachuelo, des champs labourés et quelques flancs de montagne garnis d'arbres résineux, mais cela ne dure guère, et il faut aller jusqu'au delà du Molinos pour retrouver de la végétation. Ensuite, pendant une dizaine de kilomètres, jusqu'au delà de Las Navas, on rencontre de beaux bois de pins, des champs ensemencés et quelques pâturages; cette partie de la ligne est de toutes la plus salubre, et l'influence de la végétation y a gêné le développement de la fièvre. Au delà, on traverse un plateau de 14 kilomètres, légèrement ondulé, froid, sans arbres, servant de pâturage; malgré son altitude (c'est le faîte de la sierra), il y a eu quelques maladies, mais sans gravité. A l'extrémité de ce plateau, la ligne commence à descendre sur le versant nord dans les terrains identiques à ceux que nous avons décrits, mais dont l'exposition a évidemment préservé les ouvriers. Le seul point qui n'ait pas joui de cette immunité, la Lagartera, est précisément un bas-fond protégé contre la brise du nord.

Nature des travaux. — Avant de clore ces considérations relatives à la topographie médicale, je signalerai encore la nature des travaux comme une des causes les plus actives des maladies de nos chantiers. Pendant 25 lieues environ, la traversée du Guadarrama n'offre qu'une succession de tranchées profondes, de remblais d'une grande hauteur, d'ouvrages d'art et de terrassements importants. Ce n'est pas impunément que l'on opère des bouleversements aussi hardis dans un sol complètement vierge; sans parler des désastres que le remuement des terres et les défrichements ont causés en Algérie, n'a-t-on pas vu à Paris même de véritables épidémies de fièvres intermittentes se produire dans certains quartiers quand on creusait le canal Saint-Martin et que l'on élevait les fortifications? On s'explique difficilement que des médecins distingués, familiarisés par leur position avec cette classe de maladies, n'aient pas admis ces influences, préférant attribuer un rôle capital aux conditions défavorables de l'habitation, de l'alimentation et aux fatigues des ouvriers.

HYGIÈNE DES OUVRIERS

La population des chantiers du Guadarrama était d'environ 5 000 hommes pendant l'épidémie de 1861; grâce à des renforts nombreux qui venaient combler les vides faits par la panique ou la maladie, elle ne diminua pas sensiblement, et, dès le mois de novembre, son accroissement prit des proportions considérables. En février, lors de mon arrivée, elle était de 8 400 hommes; puis elle s'éleva successivement jusqu'au chiffre de 14 000, qu'elle atteignit au mois de juin 1862.

Sa composition est très hétérogène, et il est difficile d'en donner une description générale. Les Espagnols en constituent à peu près les neuf dixièmes; mais, venant de provinces différentes, ils offrent entre eux beaucoup plus de dissemblances que les étrangers des diverses nationalités. Ceux-ci, Français et Italiens pour la plupart, industrieux, sacrifiant à l'indispensable une partie de leur salaire, sachant s'organiser et se créer des ressources, étaient prêts à profiter de toutes les améliorations. Les autres, au contraire, encore presque sauvages, à l'exception des Basques, attachés par la routine et l'ignorance à des habitudes d'économie sordide peu compatibles avec des circonstances exceptionnelles, opposaient une résistance et une inertie décourageantes à toute innovation. Jeunes presque tous, vigoureux, sobres, ne connaissant rien de ce qui rend la vie commode, ils formaient une population d'élite au point de vue de la force et de la santé tant qu'il ne s'agissait que de résister aux intempéries et aux privations; mais dès que l'influence épidémique venait à sévir (nouvelle preuve de sa spécificité), ils étaient frappés, et, ne faisant rien pour s'en défendre, ils lui payaient un lourd tribut.

Il est difficile de se figurer les conditions hygiéniques dans lesquelles vivait la plus grande partie de cette population. Logements, alimentation, vêtements, habitudes de travail et de propreté, il n'y avait pas une de ces circonstances qui ne commandât des réformes très sérieuses; sans vouloir entrer dans de longs développements à ce sujet, je tiens cependant à donner une idée de la situation que j'ai trouvée en arrivant.

Un grand nombre d'ouvriers manquaient de logement, même dans les parties insalubres de la ligne; dans certains lots on leur avait construit des baraques où ils pouvaient s'entasser, mais comme elles étaient insuffisantes, ils préféraient de petites huttes en pierre ou même de simples trous qu'ils couvraient de branches ou de broussailles et où ils se glissaient pour passer la nuit. La situation même de ces huttes était mauvaise à cause de leur trop grande proximité des travaux ou des localités insalubres; construites surtout pour abriter du vent et de la pluie, elles étaient généralement dans les parties basses et dominées de tous côtés, ce qui devenait une circonstance aggravante à la saison des fièvres.

Quant aux vêtements, la plupart des ouvriers espagnols portent comme pièce principale une couverture, *manta,* ou un manteau, *capa,* plus ou moins troué et déguenillé, mais pouvant jusqu'à un certain point les défendre contre les intempéries et leur servant le soir de couchage et de lit; je n'en ai pas vu portant de laine sur la peau.

L'alimentation variait suivant l'origine et les habitudes antérieures des ouvriers; les Basques, intelligents, ingénieux à s'associer, savaient se donner un peu de bien-être; mais les Galiciens et les Asturiens avaient un régime grossier et insuffisant que leur cupidité et leur ignorance les empêchaient de modifier. Fournissant une tâche plus pénible que celle à laquelle ils étaient habitués, ils auraient eu besoin d'une réparation plus complète, mais ils ne s'en rendaient pas compte et leur frugalité antérieure devenait ainsi une circonstance fâcheuse. Du pain, des *garbanzos*[1], parfois un peu de lard et de piment, pour boisson de l'eau pure, voilà leur régime presque invariable. Aussi, indépendamment de la fièvre qui les a cruellement frappés, ont-ils présenté un grand nombre d'affections cachectiques; cette année encore, dans la section de Las Navas, ils ont eu en six mois 37 scorbutiques et plusieurs cas de purpura. Cependant un fait intéressant, capable de convertir les plus en-

1. Sorte de pois chiche, dont Théophile Gautier a donné cette définition quasi-médicale : « C'est un pois qui a l'ambition d'être un haricot et qui y réussit trop bien. »

durcis, s'était passé auprès d'eux en 1861 : 7 à 800 soldats de la garnison de Madrid avaient été autorisés à venir travailler aux terrassements pendant les mois de juillet, août et septembre ; on les distribua de Villalba à la Paradilla, précisément dans la partie de la ligne la plus insalubre. Pendant tout ce temps, *neuf* seulement entrèrent à l'hôpital, ayant contracté des formes bénignes de fièvre tierce qui se guérirent très facilement. Or, la grande différence entre les habitudes de ces soldats et celles de nos ouvriers, c'était l'abandon que les premiers faisaient chaque jour de la moitié de leur salaire (cinq réaux sur dix), pour le *rancho* (cuisine de chambrée faite pour un certain nombre d'individus), tandis que les autres ne songeaient qu'à réduire leur dépenses par toutes sortes de privations.

La question des boissons était également très importante ; presque tous les Espagnols font usage pendant l'été d'une grande quantité d'eau pure. Cette habitude, qui peut dans certains cas ne pas leur être nuisible, quand l'eau est de bonne qualité et qu'ils ne se livrent pas à des travaux pénibles, devient détestable dans les conditions opposées ; l'atonie des voies digestives, les transpirations, le défaut d'énergie, en sont les résultats inévitables. Or, de l'Escurial à la Paradilla, il y a peu d'eaux courantes pendant la saison des chaleurs, et afin de ne pas parcourir de longues distances pour faire les approvisionnements, on recueillait souvent l'eau des mares ou de sources peu vives et presque stagnantes.

Quant aux soins de propreté dont l'importance est si réelle dans les grandes agglomérations d'individus, il était évident que toute réforme était à peu près impossible; je ne sais si l'horreur des ablutions est chez le Castillan une protestation traditionnelle contre les anciens dominateurs, mais elle est tellement générale que cette influence n'y est sans doute pas étrangère. On comprend tout ce qu'il y a de fâcheux dans la suppression des fonctions de la peau pendant une épidémie; du reste, ces hommes couraient encore de plus grands périls en laissant les abords de leurs campements devenir de véritables cloaques.

Je n'ai rien dit encore de l'emploi du temps ni des habitudes de travail : il n'y avait à cet égard aucune réglementation uniforme; les exigences spéciales des difficultés à vaincre faisaient que chaque entrepreneur demandait à ses hommes ce qui lui convenait de temps et d'efforts, sauf à les rétribuer d'une manière proportionnelle. Cependant, en général, pour les terrassements, pendant la saison d'été, il y avait 12 heures de travail effectif, depuis 4 ou 5 heures du matin jusqu'à 7 ou 8 heures du soir (sieste de midi à 3 heures). Cela me paraissait excessif à l'époque des fièvres, et j'aurais voulu qu'on réduisît la journée par les deux extrémités, c'est-à-dire qu'on travaillât un peu moins tôt le matin et un peu moins tard le soir; l'état sanitaire y aurait gagné de toutes façons : moins de fatigues et moins de dangers d'intoxication. Mais la grandeur du but à atteindre abuse quelquefois sur la valeur des moyens, et cette innovation n'eût été goûtée de personne, ni des ingénieurs et entrepreneurs qui y voyaient du temps perdu, ni des ouvriers qui préféraient précisément ce travail à celui des heures plus chaudes du reste de la journée. — Dans les tunnels où l'on ne s'interrompait jamais, les choses se passaient autrement : les brigades d'ouvriers se succédaient en se renouvelant trois fois par jour, ce qui faisait pour chacune 8 heures de travail effectif; quand il n'y avait que deux brigades au lieu de trois (12 heures au lieu de 8), on leur laissait prendre une heure de repos. Enfin, le système des postes successifs fut aussi appliqué dans quelques grandes tranchées que l'on éclairait pendant la nuit à l'aide de torches ou d'appareils électriques.

Cette distribution des heures de travail m'a permis de constater quelques faits intéressants. Ainsi, quand l'invasion de la fièvre eut lieu d'une manière sérieuse, à la fin de juillet et au commencement d'août, les ouvriers des tunnels (Portachuelo, Parradilla) jouirent d'une immunité relative très notable; les partisans de la théorie de la fièvre produite par l'excès de chaleur s'en accommodaient parfaitement; mais en y regardant avec soin, je reconnus bientôt que cette immunité n'existait que pour ceux qui travaillaient de nuit; en d'autres termes, que ceux-là seulement paraissaient soustraits à la cause du mal, qui ne restaient pas exposés aux influences de la nuit, couchés soit à la belle étoile, soit dans les baraques et les mauvais gîtes dont j'ai parlé plus haut. Tout le monde n'en tira pas la même conclusion, et j'entendis plusieurs fois soutenir avec succès que les ouvriers travaillant de jour étant les seuls frappés, c'était précisément l'influence de la journée qui était malfaisante.

Du reste, les circonstances mêmes dont je viens de parler ne se prolongèrent pas plus de quinze jours environ, des mutations fréquentes ayant eu lieu parmi les hommes des diverses brigades.

Quant au travail de nuit des grandes tranchées, il amena une telle recrudescence dans le nombre des malades, qu'on fut obligé d'y renoncer dans les parties de la ligne les plus insalubres (tranchées précédant la Parradilla).

ÉTAT DU SERVICE SANITAIRE

J'arrive à l'examen des mesures prises à l'égard des malades et des blessés. Leur insuffisance avait exercé une influence fâcheuse sur les événements de l'été de 1861. Tant que le nombre des ouvriers avait été restreint, on avait pu se contenter de l'intervention ordinaire des médecins ou chirurgiens des localités situées près de la ligne, en faisant transporter les malades graves dans ces localités, ou en les faisant visiter sur les chantiers dans leurs propres logements. Mais la population venant à augmenter, et l'influence épidémique à se faire sentir, il a fallu organiser un service régulier, et, dès le printemps de 1861, la Compagnie avait installé un petit hôpital de 30 lits à Las Navas, et un autre de 15 à l'Escurial. Ces deux hôpitaux, les seuls existant le long de la ligne, étaient destinés aux malades du versant de l'Escurial (plus de 40 kilomètres de travaux et de 3 000 ouvriers); sur le versant nord (30 kilomètres et 2 000 hommes environ), les malades et les blessés qui ne pouvaient être soignés dans leurs logements étaient conduits à l'hôpital de la ville d'Avila, où on les admettait moyennant une redevance payée par la Compagnie. Cette organisation, insuffisante en temps ordinaire, devenait tout à fait illusoire en temps d'épidémie; on ne comprend guère qu'on ait pu s'en contenter pendant plus d'une année, qnand on songe à la difficulté des transports dans un pays aussi accidenté, où il n'y avait souvent que des chemins à mulet et où les distances à parcourir étaient considérables. Dans certains points de la montagne, le transport d'un seul blessé ou malade à l'hôpital détournait des travaux 12 et quelquefois 16 hommes pendant toute une journée, et l'impossibilité de faire le soir ou la nuit ces expéditions forçait souvent à attendre le lendemain.

Quant aux deux hôpitaux dont j'ai parlé, ils étaient dans un dénûment incroyable; ni linge, ni appareils de pansement, ni caisses de secours; livrés à des infirmiers entrepreneurs de l'alimentation des malades, ils n'étaient soumis à aucune réglementation; les médecins eux-mêmes, quelle que fût leur bonne volonté, manquant de direction précise, ne relevant de personne, toléraient souvent des abus regrettables. Tout cet état de choses nécessitait une réforme radicale, surtout en présence de l'augmentation croissante du personnel des travaux.

Je ne sais si les pages qui précèdent sont de nature à donner une idée exacte de la situation que j'étais chargé d'étudier et d'améliorer. En dépouillant ce récit de tout ce qui eût été couleur locale ou description pure, j'ai voulu n'y mentionner que les faits sérieux et les circonstances de quelque importance qui m'ont paru motiver certaines mesures et certaines prescriptions.

En somme, les causes à l'influence desquelles j'attribuai le fâcheux état sanitaire des chantiers du Guadarrama étaient de deux espèces : les unes résidaient dans le sol et dans le climat, les autres tenaient à l'hygiène déplorable des ouvriers et à l'insuffisance du service médical. Celles-ci pouvaient être, sinon supprimées, au moins affaiblies; mais les premières n'étaient de nature à être modifiées par aucune intervention, elles ne pouvaient même aller qu'en se développant dans certaines parties de la ligne, par suite de l'impulsion plus grande donnée aux travaux; tout ce qu'on pouvait faire était donc de soustraire autant que possible les ouvriers à leur action, ou d'augmenter au moins leurs moyens de résistance. Le premier parti eût été incontestablement le meilleur; il n'est pas douteux qu'en fermant les chantiers au coucher du soleil et en forçant les ouvriers à s'en éloigner aussitôt pour gagner des campements bien situés, on n'aurait pas eu à déplorer le retour de ces calamités. Mais cette proposition ne devait être acceptée ni par les ouvriers ni par les entrepreneurs, ni par les ingénieurs eux-mêmes; on voulait travailler le plus tôt et le plus tard possible, l'éclairage électrique permettrait même d'utiliser les nuits, et c'eût été folie que de vouloir restreindre la journée de travail. Il fallait donc songer aux moyens de résistance.

Je proposai alors au Conseil d'Administration les mesures qui suivent :

1° Multiplier les logements des ouvriers pour les faire sortir des huttes qu'ils habitent dans une grande partie de la ligne, et qui les défendent mal contre les condensations et la sérénité des nuits. Les installer de préférence dans des emplacements élevés, secs, présentant des pentes suffisantes pour l'écoulement des eaux, et surtout non contigus aux travaux qui nécessitent des déblais ou des mouvements de terrain. Dans toute la région insalubre, orienter autant que possible les bâtiments, de façon qu'ils aient des ouvertures au nord. Établir des lits de camp élevés de 30 à 40 centimètres au-dessus du sol, et en attendant, distribuer comme couchage de la paille qu'on renouvellera tous les quinze jours.

2° Distribuer des ceintures de flanelle à ceux qui travaillent dans les chantiers insalubres.

3° Faciliter aux ouvriers une alimentation plus réparatrice en amenant sur les chantiers des approvisionnements de viande, de légumes frais, de riz et de vin; faire surveiller les cantines, qui souvent ne contiennent que des denrées de qualité inférieure ou même avariées.

4° Mettre à leur disposition, pendant les chaleurs, de l'eau de bonne qualité, additionnée de tafia ou d'*aguardiente*[1] dans la proportion d'un vingtième.

1. Eau-de-vie commune, légèrement anisée, dont l'usage est très répandu en Espagne.

5° Distribuer matin et soir une infusion de café chaude, dans la proportion de 25 grammes de poudre de café par homme et par jour (infusion faite au 8e). La distribution se fera le matin au moment où les chantiers s'organisent, et le soir avant le coucher du soleil.

6° Améliorer le service médical de la manière suivante :

Développer les hôpitaux existants en doublant le nombre des lits; les pourvoir convenablement de linge de corps et de pansement, de caisses de secours, petite pharmacie, etc.

Créer six ambulances de douze lits chacune, le long de la ligne ou des chantiers importants, pour recevoir les malades et blessés en cas d'urgence, ainsi que les individus qui, n'ayant besoin que de quelques jours de secours, pourraient ainsi ne pas être transportés jusqu'aux hôpitaux.

Attacher une paire de cacolets à chaque ambulance pour faciliter le transport immédiat des hommes qu'elle ne devrait pas garder.

Régler les attributions du personnel médical de manière à assurer la visite quotidienne des hôpitaux et ambulances, ainsi qu'une consultation dans ces établissements. Centraliser ce service comme tous les autres et exiger des médecins un rapport hebdomadaire sur leur section, afin d'être toujours renseigné sur l'état sanitaire d'une portion quelconque de la ligne.

Ces propositions furent envoyées en avril au Conseil

qui les adopta immédiatement, accorda les crédits nécessaires et transmit aux Ingénieurs les instructions qui les concernaient. D'après la marche qu'avaient suivie les deux épidémies précédentes, nous avions encore devant nous deux mois de sécurité à partir du commencement de mai. J'employai ce temps à organiser ce qui dépendait plus particulièrement de moi; à défaut d'une sage prophylaxie que l'on n'instituait pas à mon gré, je fis tous mes efforts pour que le service médical fût en état de suffire à une lourde tâche; des inspections plus fréquentes, une correspondance plus active avec tout le personnel le stimula et le rendit plus zélé. Assurer des soins aux malades, si l'on ne pouvait prévenir les maladies, tel était le but qu'il fallait atteindre à tout prix. Je vais exposer maintenant ce qu'il en advint, c'est-à-dire comment s'exécutèrent les mesures prescrites, comment fonctionna le service médical et quels furent les événements principaux de la campagne de 1862.

DEUXIÈME PARTIE

RELATION SOMMAIRE DES FAITS HYGIÉNIQUES ET MÉDICAUX (1862)

En dehors de la saison des fièvres, l'état sanitaire des chantiers du Guadarrama est en général très satisfaisant. Il est vraiment remarquable qu'une agglomération aussi considérable d'hommes, mal logés, mal vêtus, mal nourris, livrés à de rudes travaux, exposés aux intempéries d'un climat excessif, ne fournisse pendant six ou sept mois qu'un chiffre de malades aussi restreint. En effet, jusqu'à la fin de juin, ce chiffre n'a pas dépassé 1 1/2 p. 100, et en défalquant les cas chirurgicaux qui ont presque toujours figuré pour un tiers, nous n'avions en réalité que 1 p. 100 de maladies (à la fin de juin pour 14 000 hommes employés sur les chantiers, il y avait dans les hôpitaux et ambulances 140 malades et une soixantaine de blessés). Cette circonstance m'avait frappé dès mes premières inspections dans la montagne, et j'avais eu à en tenir compte pour ne pas m'exagérer l'influence des mauvaises conditions hygiéniques dans lesquelles se trouvait cette population : les mesures prescrites s'étaient un peu ressenties de cette demi-sécurité, et, comme on l'a vu plus haut, elles ne pouvaient donner aux ouvriers que l'indispensable le plus strict.

Cela ne parut pas aussi évident à tous : l'activité dévorante des chantiers retenait et absorbait l'attention; tout l'effort était aux travaux et rien ne pouvait en distraire ceux qui étaient chargés de les conduire; peut-être s'y mêlait-il aussi une vague espérance d'une année meilleure. Quoi qu'il en soit, l'exécution des mesures prescrites ne se fit que d'une manière assez incomplète, et nous eûmes bientôt à le regretter.

La plus importante de toutes peut-être, celle des logements, fut la plus négligée; on ne construisit qu'un petit nombre de baraques nouvelles; entre l'Escurial et Portachuelo, le campement des ouvriers resta le même qu'autrefois. Je recommandai alors de leur faire abandonner les chantiers le soir, et de les faire remonter dans les *pueblos* les plus voisins; mais ils ne s'en souciaient pas, malgré l'épidémie commençante et les exhortations les plus vives. Le mal devenant plus sérieux dans les derniers jours de juillet, on les contraignit sur certains points à chercher d'autres abris, en détruisant les huttes qui étaient trop insalubres ou trop mal situées. Mais il y en eut encore qui persistèrent à ne pas s'éloigner, et qui, passant les nuits entre les rochers ou dans les plis de terrain, restèrent sur les chantiers jusqu'à ce que la fièvre les en fît sortir.

On ne fut pas plus heureux à l'occasion des ceintures de flanelle; soupçonnant la difficulté de faire accepter une innovation à cette population exceptionnelle, nous n'en avions fait distribuer qu'un millier à titre d'essai entre l'Escurial et la Parradilla; sauf les étrangers pour qui ce moyen consacré par l'usage des armées faisant campagne n'était pas nouveau, les ouvriers ne s'en servirent pas, ou plutôt ils s'en servirent mal; ils ne voulaient pas porter la ceinture directement sur la peau et ils s'en enveloppaient comme de leurs *fajas*, par-dessus leurs vêtements.

Les améliorations furent plus sérieuses dans le régime alimentaire; l'insuffisance des ressources du pays, bien reconnue dans les années antérieures, détermina la Compagnie à encourager l'établissement de cantines supplémentaires; soumises au contrôle des médecins qui y exercèrent une certaine surveillance, elles ne livrèrent plus aux ouvriers que des aliments d'une bonne qualité; malheureusement il fut impossible d'introduire la viande dans le régime habituel; celle qui était mise en vente ne s'achetait guère, et, à l'exception des Basques et des étrangers, on ne renonçait pas à cette sobriété proverbiale de l'Espagnol qui devenait même quelquefois funeste.

Quant aux distributions de café, de tafia et d'aguardiente, elles se sont faites en général avec assez de régularité. Elles n'ont été installées que dans les chantiers fiévreux, ce qui nous a permis de rester au-dessous du crédit indiqué comme nécessaire. Les ouvriers se sont vite habitués à prendre le café sans sucre, et plus d'une fois, en parcourant la ligne, à l'heure de la distribution, j'ai pu constater que, de toutes mes recommandations, c'était la mieux observée. Il faut pourtant excepter quelques chantiers où je n'ai pu vaincre la résistance et l'inertie des entrepreneurs qui ont persisté systématiquement à priver leurs ouvriers de ce moyen hygiénique tout à fait consacré. Sans vouloir exagérer l'importance du fait, je crois devoir signaler ici que c'est dans un chantier où les distributions avaient été négligées que la fièvre a commencé à sévir sérieusement.

Cependant l'insuffisance de ces moyens à conjurer la maladie d'une façon durable était trop probable pour qu'on s'en tînt là; il fallait songer à une autre prophylaxie, en un mot, aux spécifiques.

Les renseignements fournis par la science ne me paraissent pas concluants à cet égard. Les classiques mentionnent presque tous d'une manière succincte la valeur réelle du quinquina ou du sulfate de quinine, quelques-uns même de l'arsenic; mais les praticiens qui ont été longtemps sur le terrain épidémique n'y ajoutent pas la même foi. Nepple, si compétent en pareille matière, dit très catégoriquement : « Peut-on se préserver de la fièvre en usant du fébrifuge? Non certainement, et l'expérience me l'a démontré bien souvent[1]. » Les médecins de Rome, des marais Pontins et de l'Algérie, en ont essayé également sans plus de succès. Fallait-il renouveler l'épreuve? Je ne crus pas devoir le faire sur un aussi grand théâtre, sans avoir un motif sérieux d'en espérer un bon résultat, Des conditions d'expérimentation se présentèrent bientôt; le personnel des stations et

1. Nepple, *Essai sur les fièvres rémittentes et intermittentes.* Paris, 1828, p. 212.

de la voie dans la section exploitée avait déjà eu quelques fiévreux au commencement de juillet; vu son organisation et sa discipline, je pouvais compter sur l'exécution des mesures prescrites. Indépendamment des distributions générales de café, tafia, etc., qu'on a vues plus haut, je fis donner chaque jour, à chaque employé des gares de Villalba et de l'Escurial, 100 grammes de vin de quinquina (vin fébrifuge composé de : quinquina calysaya 125 grammes, alcool 200 grammes, vin d'Espagne un litre);. trois semaines après, les cinq sixièmes du personnel avaient eu la fièvre ou l'avaient encore, à tel point que pendant quelques jours une partie du service était faite par des fiévreux dans la période d'apyrexie, tandis que d'autres, couchés, attendaient la fin de leur accès pour les remplacer. Heureusement, dans cette partie de la ligne, les maladies furent sans gravité et cédèrent facilement au spécifique. A la même époque, dans la montagne, je faisais prendre du vin de sulfate de quinine (60 centigrammes de sulfate pour un litre de vin d'Espagne; 100 grammes par jour avant le repas principal) à quelques agents et employés de la construction, qui ne furent pas plus heureux.

Ces essais étaient peu encourageants; fallait-il être plus hardi? administrer le sulfate de quinine en nature et à doses plus élevées? Je n'osai pas le faire, ayant la perspective de trois ou quatre mois d'une constitution médicale uniforme qui ne cesserait pas d'influencer les sujets exposés, tandis que le moyen dont il s'agit ne pourrait être continué sans inconvénient sérieux au delà de quelques jours.

Et l'arsenic, dira-t-on? — Mais quel *modus faciendi* assez rigoureusement sûr pour n'avoir pas d'accidents? « Il y a selon moi, dit M. Boudin[1], un grand inconvénient à faire passer ce médicament, une fois prescrit, par un trop grand nombre de mains, avant d'arriver au malade, aussi ai-je l'habitude de me le faire remettre directement par le pharmacien en chef de l'hospice qui se charge lui-même de la préparation, et de la faire prendre au malade en ma présence. » A la rigueur, avec un personnel très sûr, bien dressé, on pourrait ne pas avoir autant de scrupules, mais au Guadarrama, des distributions arsénicales, faites en grand, auraient eu trop d'inconvénients et de périls. Les médecins eux-mêmes ne s'y seraient pas prêtés volontiers.

Il n'y avait donc plus réellement qu'à se résigner à soigner les malades; peut-être, en organisant le service médical d'une façon convenable, serait-on assez heureux pour traverser la mauvaise saison sans chômage et sans désastre.

On a vu plus haut combien ce service laissait à désirer, même à l'époque où la population n'était que de 5 ou 6 000 hommes; mais quelles réformes devait-on opérer, en présence de besoins qui avaient grandi dans une proportion considérable, et des appréhensions causées par les souvenirs des années précédentes? J'hésitai un instant entre deux systèmes; dans l'un, nous aurions évacué tous nos malades et nos blessés sur les hôpitaux de Madrid et d'Avila qui, moyennant une indemnité de 6,

1. Boudin, *Traité des fièvres intermittentes*. Paris, 1842, p. 274.

7 ou 8 réaux[1] par homme, et par jour, nous en avaient déjà soigné un certain nombre, et nous n'aurions conservé dans la montagne que quelques lits pour ceux qui n'étaient pas transportables. Dans l'autre système, nous devions nous mettre en mesure de soigner chez nous, près de nos chantiers, le plus grand nombre de nos ouvriers, sinon la totalité.

Comme exécution, le premier n'était qu'une question de transports ; avec un matériel suffisant de brancards, de litières et de cacolets (l'absence de routes ne permettait l'emploi ni des fourgons, ni des charrettes), et un personnel spécial, on pouvait tous les jours faire un double convoi qui, partant du plateau du faîte et se dirigeant d'un côté sur l'Escurial et de l'autre sur Avila, aurait recueilli tout le long de la ligne les malades et les blessés : de l'Escurial, les trains du soir les auraient amenés à Madrid (2 heures environ de trajet). La Compagnie était ainsi délivrée de tous les ennuis d'une organisation et d'une administration supplémentaires, étrangères aux travaux, et la surveillance du service sanitaire était bien simplifiée ainsi que sa responsabilité.

Cependant, je repoussai ce système comme inhumain d'abord, puis comme moins favorable au but que nous nous proposions, c'est-à-dire la continuation des travaux par le maintien des ouvriers sur les chantiers. Il y aurait eu péril à faire voyager des malades, pendant 30 ou 35 kilomètres, dans une saison où la chaleur du jour est intense, à travers un pays où les voies de communica-

1. Le réal vaut 0 fr. 26 en monnaie française. — L'indemnité variait suivant les règlements de chaque établissement.

tion sont détestables et ne sauraient être parcourues pendant la nuit. Beaucoup seraient restés pendant plus de 24 heures sans recevoir les soins nécessaires, en proie à des accidents qui pouvaient les emporter dès le premier jour; enfin, je ne songeais pas sans inquiétude à l'effet moral produit sur les ouvriers par les convois de malades incessamment grossis qui auraient parcouru la ligne. C'était donc sur place que le mal devait être combattu en se mettant en garde contre les influences fâcheuses qui en étaient précisément la cause.

C'est dans ce but que le système hospitalier fut développé et que l'on demanda au personnel médical un concours plus actif que celui des années précédentes. L'hôpital de l'Escurial, assez favorablement situé, possédant de grandes salles, bien éclairées, fut porté à 30 lits, puis à 40; celui de Las Navas, quoique moins bien disposé, en eut d'abord 50, puis 90, à raison de sa position centrale; le matériel de literie fut disposé de façon à se dédoubler dans les moments d'encombrement. De plus, on établit cinq ambulances de 12 et de 15 lits dans les chantiers les plus importants, en les installant de préférence sur les points élevés où le renouvellement d'air facile pût balayer les gaz et les émanations fâcheuses. Nous eûmes ainsi environ 200 lits, ce qui correspondait au chiffre normal des malades en dehors de la saison des fièvres; en donnant une prime de 4 ou de 6 réaux par journée aux habitants des *pueblos* voisins de la ligne, qui voudraient recevoir nos hommes, nous augmentâmes nos ressources, de manière à faire face à une situation bien chargée.

Il y eut cependant des moments où, local et personnel, tout devint insuffisant; à la fin d'août et au commencement de septembre, après une journée très chaude suivie d'une nuit fraîche et sereine, il arrivait parfois, dans une ambulance de la montagne déjà trop remplie, 25 ou 30 nouveaux malades. L'ordre de ne pas les admettre était formel; ils devaient être dirigés sur l'un des hôpitaux à deux ou trois lieues de là. Mais nos moyens de transport ne pouvaient satisfaire à des besoins aussi rapidement accrus, et il y aurait eu barbarie à contraindre ces malheureux à se traîner aussi loin. Alors on cédait à leurs instances; ils entraient, s'entassaient par terre, grelottant ou suant la fièvre, et venaient empoisonner le local exigu où étaient couchés leurs camarades arrivés avant eux. Quand je fus pour la première fois témoin de ce spectacle, je voulus faire évacuer immédiatement le trop-plein de cette malheureuse ambulance; l'impossibilité de donner des soins convenables et méthodiques dans un pareil encombrement, la crainte des accidents typhiques qui pouvaient en résulter, tout me le commandait; mais la résistance ou l'inertie des ouvriers rendit cette opération très difficile : les apyrétiques ne voulaient pas partir, se croyant presque guéris; les autres demandaient qu'on les laissât mourir en paix; on n'en vint à bout que peu à peu par la menace et l'intimidation. Des instructions furent données sur les chantiers pour que les malades fussent directement envoyés aux hôpitaux de Las Navas ou de l'Escurial, sans passer aux ambulances, et dès lors les faits dont je viens de parler ne se produisirent plus qu'exceptionnellement.

Il est inutile de détailler ici les dispositions qui ont été prises pour le matériel et le mobilier de nos établissements hospitaliers; tout y était aménagé comme pour une installation provisoire, et l'indispensable m'y paraissait suffisant. L'alimentation des malades était confiée à un infirmier principal, sorte de gérant de l'hôpital, avec lequel la Compagnie traitait à forfait; surveillée par les médecins, elle était assez bien goûtée des malades, qui, du reste, n'étaient pas habitués à un pareil régime[1].

Un livre des entrées, un cahier de visites et un autre contenant les prescriptions magistrales, qui était porté chaque jour chez le pharmacien : tels étaient les éléments du contrôle de service et de la comptabilité.

Pour compléter cet aperçu général de notre organisation, j'ajouterai quelques mots sur le personnel médical. Celui que j'ai trouvé dans le pays fonctionne encore aujourd'hui, à quelques modifications près. Il se compose maintenant de 15 médecins ou chirurgiens répartis le long de la ligne depuis Torrelodones jusqu'à Mingorria; la plupart de ces praticiens ne possèdent que l'un des deux premiers grades qui se confèrent en Espagne, celui de *licencié* ou de *chirurgien*. Chargés d'un service fort pénible, ils s'en sont acquittés dans les moments les

1. Le régime des malades variait de la manière suivante :

1° Diète avec eau de riz ou limonade pour boisson;

2° Bouillon, ou soupe et bouillon;

3° Demi-ration comprenant : chocolat ou soupe le matin; soupe à midi, 1/4 de livre de viande (environ 115 grammes), 1/2 livre de pain et 1/8 de litre de vin; autant le soir;

4° Ration entière : chocolat ou soupe le matin; à midi, soupe, 1/4 de garbanzos ou de riz, 2 onces de lard ou de salé, 1/2 livre de viande, 1 livre de pain et 1/4 de litre de vin; autant le soir.

plus difficiles avec un zèle et une activité réellement dignes d'éloges; l'un d'eux a même été victime de son dévouement, et a failli deux fois succomber aux atteintes d'une fièvre pernicieuse des plus graves à forme apoplectique. Continuellement en rapport avec eux, non seulement par mes tournées dans la montagne, mais par des bulletins hebdomadaires qu'ils m'envoyaient régulièrement, j'ai pu surveiller le service de toute la ligne et y introduire parfois des changements nécessaires. Quant à leur pratique, encore très empreinte de la doctrine physiologique au commencement de l'épidémie, elle s'est peu à peu modifiée, et quelques-uns ont même fini par y renoncer tout à fait; on conçoit que sur ce terrain ma situation était délicate, et que nos dissentiments en thérapeutique ne pouvant jamais donner lieu à un ordre de service, j'aie attendu du temps et de l'expérience des modifications que j'aurais voulu hâter, au moins pour les cas graves. Quoi qu'il en soit, la visite quotidienne des hôpitaux et ambulances et celle des malades logés dans les maisons particulières ou restés sur la ligne suffit à donner aux ouvriers une sécurité qu'ils n'avaient pas eue jusque-là; la certitude d'être soignés si leur tour venait de passer à l'hôpital les maintint presque tous sur les chantiers, même au plus fort de l'épidémie.

C'est avec les éléments que l'on vient de voir que nous avons lutté contre l'épidémie dont il me reste à parler. J'ai déjà dit que jusqu'à la fin de juin le chiffre de nos malades n'avait pas dépassé 1 1/2 p. 100; mais à partir du mois de juillet, la progression fut rapidement croissante et nous arrivâmes à un chiffre supérieur à 5 p. 100[1]. Voici du reste un tableau des entrées ou plutôt des malades nouveaux pendant les quatre mois qui ont constitué la mauvaise saison de l'année 1862. Il renferme trois ordres de renseignements :

1° Le chiffre total des malades nouveaux qui se présentaient chaque semaine (affections de toute nature, médecine et chirurgie);

2° Le chiffre des fiévreux, c'est-à-dire seulement des malades atteints d'affections intermittentes, rémittentes et continues, développées sous l'influence de la constitution médicale de ces quatre mois;

3° Le chiffre de la mortalité générale et celui de la mortalité des fiévreux.

1. Par l'expression *tant pour cent*, je veux dire qu'à un jour donné, sur une population totale de... il y avait tant pour 100 d'hommes malades. Ce n'est pas le résultat qui intéresse le plus les compagnies, c'est au nombre des journées de travail qu'elles comparent le nombre des journées de maladies, et elles disent par exemple : Dans le mois de... 5 000 journées de travail, 150 journées de maladie; donc, 3 pour 100 de maladies, quel qu'ait été du reste le nombre des ouvriers et celui des malades.

Mouvement des malades du 30 juin au 1er novembre 1862.

				MALADES NOUVEAUX.		MORTALITÉ.	
				CHIFFRE TOTAL.	FIÉVREUX.	TOTALE.	DES FIÉVREUX.
1re semaine,	30 juin		6 juillet.	134	42	1	»
2e —	7	—	13 —	156	74	2	»
3e —	14	—	20 —	203	94	4	1
4e —	21	—	27 —	235	138	3	1
5e —	28 juillet		3 août.	291	204	4	1
6e —	4	—	10 —	334	226	2	1
7e —	11	—	17 —	381	287	5	5
8e —	18	—	24 —	631	470	6	5
9e —	25	—	31 —	494	318	9	6
10e —	1er sept.		7 sept.	477	326	5	5
11e —	8	—	14 —	466	358	9	9
12e —	15	—	21 —	389	315	10	8
13e —	22	—	28 —	369	280	8	6
14e —	29	—	5 octob.	268	200	9	7
15e —	6 octob.		12 —	273	164	6	3
16e —	13	—	19 —	257	128	8	3
17e —	20	—	26 —	262	144	7	4
18e —	27	—	2 nov.	226	111	4	2
				5 846	3 909	102	67

Dans ce tableau ne figurent pas les hommes auxquels on n'a prêté aucune assistance médicale, soit par le fait de leur départ, soit par le fait de mort subite ou très rapide ayant précédé la visite des médecins. Ainsi, du 15 août au 15 septembre, il y a eu, indépendamment des morts par accident, 10 décès de cette nature, constatés de cause médicale, qui portent le chiffre de la mortalité des fiévreux à 77 pour la période de 4 mois dont il s'agit.

Des faits groupés dans ce tableau il résulte :

1° Que le nombre des blessés et malades autres que

les fiévreux a été de 1 937 en 18 semaines, ce qui fait une moyenne de 108 environ par semaine. Or, on peut voir que ce chiffre moyen n'est pas très éloigné du chiffre réel, et que les variations du nombre total sont presque entièrement dues à celles du nombre des fiévreux.

2° Que la période dans laquelle l'influence épidémique s'est le plus manifestée a été du 10 août au 20 septembre, c'est-à-dire à l'époque où la température était déjà moins élevée, mais où la fraîcheur plus grande des nuits déterminait une variation nycthémérale plus considérable. (Voir p. 14.)

3° Que le chiffre de la mortalité par la fièvre a été de 1,71 p. 100 du nombre des fiévreux, et en tenant compte des 10 décès survenus avant toute intervention médicale, de 1,96 p. 100, c'est-à-dire toujours inférieur à 2 p. 100, résultat bien différent de celui de l'année précédente où avec une population moitié moindre (5 ou 6 000 hommes), on avait eu une mortalité de 200 hommes en six semaines, le chiffre exact des malades étant inconnu. (Voir p. 7.)

Ce sont là les résultats obtenus en considérant la ligne des travaux dans son ensemble ; mais si on la décompose en sections, on retrouve la différence d'état sanitaire déjà signalée entre les deux versants du Guadarrama ; celui du nord, privilégié et jouissant d'une immunité relative, n'a eu qu'un tiers environ du chiffre total des malades, et un quart seulement du chiffre total des fiévreux. Cette proportion, plus élevée que celle de l'an dernier, d'après les souvenirs des agents et des médecins, n'a rien qui doive étonner si l'on songe que les conditions de production de la fièvre ont été singulièrement accrues par le développement des travaux. Heureusement les formes bénignes étaient prédominantes, et l'on n'observait guère sur ce versant que l'intermittente simple, tierce ou quotidienne, avec phénomènes de gastricité ou d'état bilieux. Au contraire, dans les sections de Las Navas et de l'Escurial, la fièvre pernicieuse s'est manifestée sous les formes les plus redoutables ; les médecins du pays la désignaient sous les noms de *fièvre gastrique*, *gastro-adynamique*, *ataxique*, *gastro-céphalite*, etc., suivant la prédominance de tel ou tel symptôme ; la marche rapide de ces affections, leur gravité d'autant plus grande qu'elles ne revêtaient pas le type intermittent, mettaient en danger la vie des malades en un jour ou deux, souvent même en quelques heures. Aussi, la proportion de la mortalité est-elle très différente, en envisageant ces sections isolées. Pour ne pas multiplier les chiffres dans ce travail, je ne citerai pour exemple que la section de Las Navas et l'hôpital de l'Escurial.

Section médicale de Las Navas.

	INTERMITTENTES.	GASTRIQUES.	DYSENTERIES.	AFFECTIONS MÉDICALES diverses.	TOTAL.	MORTALITÉ	
						GÉNÉRALE.	PAR LA FIÈVRE.
Juillet	42	11	5	32	90	6	3
Août.	264	70	5	30	369	13	11
Septembre . .	135	40	2	18	195	13	12
Octobre . . .	53	22	»	24	100	10	9
	494	144	12	104	754	42	35

Hôpital de l'Escurial.

	INTERMITTENTES.	GASTRIQUES.	GASTRO-CÉPHAL.	GASTRO ADYNAMIQUE.	ATAXIQUES.	DYSENTERIES ENTÉRO-COLITES.	AFFECTIONS MÉDICALES DIVERSES.	TOTAL.	MORTALITÉ GÉNÉRALE.	MORTALITÉ PAR LA FIÈVRE.
Juillet.	40	23	8	»	»	4	4	79	»	»
Août.	62	8	5	1	1	2	6	84	4	4
Septembre. . .	45	»	»	1	»	2	4	53	2	2
Octobre.. . . .	47	3	»	1	»	2	8	61	4	4
	194	34	13	3	1	10	22	277	10	10

En réunissant sous le nom de fiévreux les malades atteints de fièvres intermittentes, gastriques, etc., et même de dysenteries, nous trouvons qu'à Las Navas, il y a eu 35 décès sur 650 fiévreux, et 10 sur 255 à l'hôpital de l'Escurial, c'est-à-dire plus de 5 p. 100 dans le premier cas et quatre dans le second[1].

Si, d'autre part, nous tenons compte de ce que les affections classées comme fièvres intermittentes sur les tableaux ne se sont jamais terminées par la mort, et que les décès ont tous été causés par celles qui sont désignées sous les noms de gastriques, gastro-céphalites, etc., nous

1. Il n'est pas douteux que cette statistique de la mortalité aurait un intérêt plus grand, s'il avait été possible de séparer les formes légitimes d'avec les pernicieuses, les simples d'avec les compliquées, etc. Mais les considérations qui précèdent expliquent suffisamment pourquoi cela n'a pas été fait.

pouvons en conclure que les maladies ayant régné pendant ces quatre mois ont été de deux espèces :

Les unes à type intermittent, bien caractérisé, n'ayant jamais eu de terminaison funeste (494 à Las Navas; 194 à l'Escurial);

Les autres, à type rémittent et continu ou mal déterminé, ayant emporté les malades dans la proportion de 35 sur 156 dans un cas et de 10 sur 61 dans l'autre, ce qui fait en moyenne plus de 20 p. 100.

Il n'entre pas dans ma pensée d'admettre que ces deux catégories d'affections aient été de cause et de nature différentes; c'est précisément le contraire qui ressort de tous les faits observés; mais il m'a paru intéressant de rencontrer dans des documents recueillis en dehors de toute préoccupation doctrinale une preuve aussi éclatante de l'influence du degré d'intoxication sur le type de la maladie[1].

Il est encore une autre circonstance qui a joué un rôle important dans la différence de terminaison de ces deux catégories d'affections; je veux parler du traitement adopté. Quand l'intermittence était bien constatée, on recourait au sulfate de quinine que l'on administrait largement; mais quand elle ne l'était pas, on ne voyait qu'inflammations, irritations, et l'on ne songeait qu'à la lancette et aux sangsues. Cette manière de procéder a permis de guérir les fièvres pernicieuses du premier

1. Un point de doctrine aussi important ne saurait être examiné ni discuté dans un travail de ce genre. Je me propose de le traiter ailleurs, ainsi que quelques autres de l'histoire et de la thérapeutique des fièvres qu'il m'a été donné d'étudier pendant le cours de ma mission.

groupe, mais elle a été souvent funeste à celles du second. Les faits dont j'étais témoin dans chacune de mes tournées ne me laissaient aucun doute à cet égard; aussi, dès que je fus bien convaincu que la constitution médicale ne déterminait pas d'autres affections inquiétantes que les fièvres à quinquina, je recommandai aux médecins de donner le sulfate de quinine à hautes doses à tous les malades graves qui se présenteraient, quelle que fût la nature des symptômes et la détermination locale de la maladie. Ce système parut trop simple à quelques-uns; mais à l'hôpital de l'Escurial où il fut adopté, il a porté ses fruits, et en moins de trois semaines, le médecin de cet établissement put me montrer des guérisons rapides et inespérées de dysenteries, de pneumonies, de fièvres adynamiques, etc., dont le sulfate de quinine avait fait justice. La nomenclature ne changeait guère, mais cela importait peu.

J'aurais voulu donner ici quelques autres chiffres statistiques, tels que celui de la durée moyenne des maladies, celui des récidives, celui des hommes qui n'ont pu retourner aux travaux par suite d'accidents cachectiques consécutifs à l'intoxication; mais je n'ai pu recueillir les renseignements de cette nature d'une façon assez complète et assez uniforme pour présenter des résultats exacts et significatifs. A l'hôpital de l'Escurial qu'il m'était facile de surveiller plus particulièrement à cause de sa proximité de Madrid, les choses se sont passées de la manière suivante : bien que cet établissement ait recueilli un grand nombre de cas graves relativement au chiffre total des malades qui y ont été soignés, la durée moyenne du séjour n'a été que de dix à onze jours pendant les quatre mauvais mois; les récidives y ont été rares, et je n'y ai vu que quelques cas d'engorgements viscéraux graves ayant persisté.

Enfin, pour terminer cette revue rapide du service médical, il eût été intéressant de présenter le tableau général des affections de toute nature observées dans le Guadarrama pendant l'année 1862. Malheureusement, les raisons déjà données plus haut se représentent ici, et je n'ai de tableau bien complet que pour une des circonscriptions, celle de Las Navas. Cependant, comme en dehors de l'influence épidémique les diverses sections de la ligne ont offert peu de différences dans leur physionomie pathologique, sa publication pourra ne pas être sans intérêt, et je vais le donner à titre de renseignement. Il suffit d'y jeter un coup d'œil pour voir d'abord la proportion de chaque groupe de maladies au chiffre total, ensuite ses variations et pour ainsi dire la courbe de son intensité pendant cette période d'une année. (Voir tableau page 52.)

Le 31 décembre 1861, il restait en traitement 60 malades, qui ajoutés aux 1 730 de l'année 1862, forment un total de 1 790 malades assistés à Las Navas dans le cours de cette année; sur ce chiffre :

1 350 sont sortis guéris.
88 — non guéris.
67 consultants n'ont été vus qu'une fois.
100 sont morts.
185 restaient en traitement le 1er janvier 1863.

Tableau général des malades de la section de Las Navas (1862)[1].

	FRACTURES.	PLAIES, BRULURES et contusions.	OPHTHALMIES.	INTERMITTENTES.	FIÈVRES GASTRIQUES.	DYSENTERIES.	PNEUMONIES et affections cathar.	AFFECTIONS rhumatismales.	ANGINES.	VARIOLES.	AFFECTIONS de la peau.	SCORBUT.	TOTAUX.
Janvier . .	1	20	2	6	9	»	10	3	»	6	1	»	58
Février . .	»	15	1	5	15	»	4	4	5	7	»	»	46
Mars . . .	5	26	1	8	13	1	15	5	1	8	»	»	83
Avril . . .	1	28	2	13	19	4	12	6	9	3	»	»	97
Mai	1	31	»	30	21	4	17	4	3	1	3	1	116
Juin. . . .	5	26	2	28	10	2	4	3	4	»	»	4	88
Juillet. . .	8	52	5	42	11	5	10	4	2	»	»	6	145
Août. . . .	4	39	1	264	70	5	7	8	3	»	7	11	419
Septembre.	7	24	»	135	40	2	8	5	2	»	1	2	226
Octobre . .	2	61	3	53	23	»	8	7	3	»	2	4	166
Novembre .	2	47	3	40	18	»	26	3	1	1	1	4	146
Décembre .	1	48	2	14	14	»	41	10	»	3	2	5	140
TOTAL. .	37	417	22	638	253	23	162	62	33	29	17	37	1730

Ici se termine l'exposé sommaire des faits hygiéniques et médicaux survenus en 1862 dans les chantiers du Guadarrama. On a pu voir successivement quels ont été les

1. Dans ce tableau, comme dans celui de la page 42, ne figurent pas les malades qui sont partis ou ont succombé avant la visite du médecin. — La section de Las Navas comprend environ 15 kilomètres de travaux et une population qui a varié de 2 000 à 3 500 hommes.

moyens prophylactiques employés, et ceux qui auraient été possibles, comment a été organisé le service médical et comment il a fonctionné, enfin quelles ont été les maladies régnantes, et combien d'hommes en ont été frappés. Je n'ai plus que quelques mots à dire des résultats généraux.

Le plus important de tous, la continuation des travaux, a été réalisé. A la fin d'août, alors que nous avions eu déjà un mouvement de 1 800 malades depuis le 1er juillet sur le versant de l'Escurial, il n'y avait encore qu'une diminution de 500 hommes sur la population des chantiers de cette section. En septembre, la diminution fut plus sensible, le chiffre total des ouvriers, qui avait été de 14 000 en juin, descendit à 11 500; mais on avait pu, sans danger pour l'achèvement des travaux en temps opportun, faire évacuer quelques-uns des petits chantiers les plus insalubres, sage mesure d'humanité et d'économie qui ne portait pas préjudice aux intérêts de la Compagnie. J'ajouterai que les tristes événements de l'année précédente ne se sont pas renouvelés : les ouvriers ont été rassurés par l'intérêt qu'on leur témoignait, par les mesures prescrites, par l'organisation d'un service médical qu'ils voyaient fonctionner auprès d'eux et dont les résultats généralement satisfaisants étaient connus de tous.

Il eût été possible de faire plus et de faire mieux, de donner plus de développements aux mesures hygiéniques et à l'installation des hôpitaux; mais en tenant compte des conditions toutes spéciales auxquelles on avait affaire, il est douteux que ces nouveaux sacrifices eussent modifié davantage le nombre et la durée des maladies, ou influé d'une manière plus sensible sur la marche des travaux.

Madrid, 1863.

Bien que ce travail ne soit qu'un simple compte rendu et qu'il n'ait aucune prétention dogmatique, il m'est difficile, en terminant, de ne pas formuler au moins quelques vœux et quelques conseils.

Quand un corps expéditionnaire se met en campagne, non seulement il est accompagné d'un personnel nombreux de médecins et de chirurgiens chargés de veiller à son état sanitaire, mais des instructions spéciales, rédigées par le Conseil de santé, éclairent et renseignent chacun sur les changements d'habitude et de régime, les fatigues, les privations et les intempéries auxquelles il va être exposé. Pourquoi les armées de travailleurs n'éveilleraient-elles pas la même sollicitude? Est-ce qu'il n'y a pas en même temps justice et intérêt à entourer de ménagements et de soins ces hommes dont le labeur est si fécond? Cependant en général on les néglige, et la libéralité de la Compagnie du Nord de l'Espagne est un fait exceptionnel. En pareille matière, les besoins nouveaux constituent de nouvelles obligations, et il me semble qu'aujourd'hui une grande entreprise de travaux en voie d'organisation manquerait à ses devoirs, si elle ne songeait pas à assurer le bien-être de ceux qui lui consacrent leur temps et leurs forces.

Il serait à désirer aussi que les grandes agglomérations d'ouvriers faisant campagne, préoccupassent d'une façon plus sérieuse la science de l'hygiène publique. Depuis quelques années, les métiers et les professions ont été l'objet de recherches médicales fort utiles et pleines d'intérêt; mais qu'a-t-on fait pour connaître et satisfaire les besoins de ces milliers d'hommes qui s'en vont par tout pays, tranchant les montagnes, comblant les vallées et nivelant notre planète? L'hygiène des camps et celle des armées n'ont que peu de préceptes qui puissent convenir à ces masses hétérogènes, sans discipline, exposées à des périls spéciaux, et ayant leurs besoins tout particuliers. Il y a là matière à une étude curieuse, utile, mais pénible et qui pour cela, sans doute, n'a pas encore été faite. Peut-être aurait-elle moins d'importance, si les notions élémentaires d'hygiène étaient plus répandues; mais on vient seulement de combler cette lacune dans notre système d'enseignement secondaire, et plus d'un pays étranger n'en est pas encore là.

On a pu voir dans le compte rendu qui précède combien de fois le désir de bien faire et la meilleure volonté sont venus se heurter contre l'ignorance obstinée ou l'indifférence des plus intéressés. Aussi ne saurais-je trop recommander à ceux qui seraient chargés d'une mission semblable, de développer le plus largement possible, dès l'origine, toutes les conditions de bien-être des ouvriers. C'est à ce moment qu'il est possible de leur imposer des habitudes en rapport avec les indications plus ou moins impérieuses des localités; plus tard, la routine les retient, et ils ne veulent plus se départir de celles qu'ils se sont créées. C'est alors aussi que les ingénieurs ou entrepreneurs se prêtent le plus volontiers à organiser tout ce qui est utile, voies de communications, logements, magasins, etc.; plus tard, leur attention et leur activité sont difficiles à distraire du but principal, qui est l'achèvement des travaux. Ils sont les généraux de ces petites armées, leur concours est indispensable; et quand il est douteux, il ne faut négliger aucune occasion pour se l'assurer. Ici comme en campagne, les troupes qui résistent le mieux aux privations et aux fatigues sont celles que commandent des officiers soigneux de leurs soldats.

Enfin, je ne saurais trop mettre en garde contre l'indifférence contagieuse avec laquelle on s'habitue à voir les conditions les plus mauvaises, quand elles sont acceptées par une grande masse d'individus. Il y a des phases où la santé publique excellente semble donner un démenti aux préceptes les plus sages et les mieux consacrés; mais le jour où se fait sentir une influence épidémique, on expie cruellement cette sécurité funeste.

C'est qu'il n'y a pas de circonstance où l'intervention de l'hygiène soit plus nécessaire et plus réellément philanthropique que dans les grandes entreprises qui se multiplient chaque jour pour conquérir sur la nature ce qu'elle paraissait ne devoir nous accorder jamais. Les défrichements de terres vierges, les desséchements de marais, les percements d'isthmes et de montagnes sont aussi meurtriers que de véritables combats. Il semble que d'après une loi fatale, impitoyable, tout progrès ne s'achète que par des deuils et du sang. Nous ne saurions donc faire trop d'efforts pour atténuer d'inévitables calamités. S'il en est au-dessus de nos forces, que la grandeur du but poursuivi nous console, car, comme l'a dit un sage : « En cette république universelle, la mort elle-même sert plus de naissance et d'augmentation, que de perte et de ruyne[1]. »

1. MONTAIGNE, *Essais*, liv. III, chap. XII.

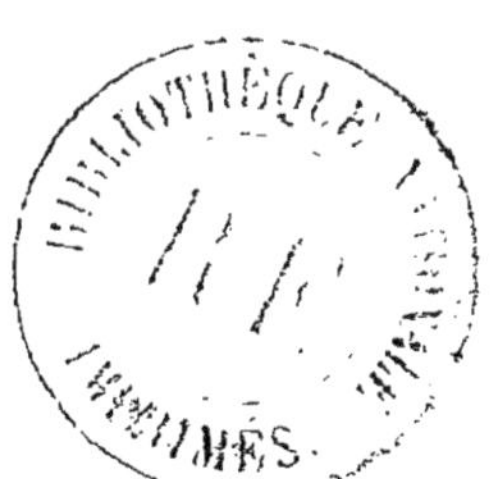

Paris. — Typ. Chamerot et Renouard, 19, rue des Saints-Pères. — 30758.

BIBLIOTHEQUE NATIONALE DE FRANCE
3 7531 01358831 5

www.ingramcontent.com/pod-product-compliance
Ingram Content Group UK Ltd.
Pitfield, Milton Keynes, MK11 3LW, UK
UKHW020209200726
13856UKWH00004B/1273

9 782011 75724